OBSERVATIONS

ET RECHERCHES EXPÉRIMENTALES

SUR

LE PLATINE,

CONSIDÉRÉ COMME AGENT

PHYSIOLOGIQUE ET THÉRAPEUTIQUE,

OU DE

L'EFFICACITÉ DES PRÉPARATIONS DE PLATINE
DANS LE TRAITEMENT DES MALADIES SYPHILITIQUES,
DARTREUSES ET RHUMATISMALES,

PAR FERD. HOEFER,

Docteur en médecine de la faculté de Paris, membre de la Société géologique de France, de la Société asiatique et de plusieurs sociétés médicales françaises et étrangères.

PARIS,

CHEZ L'AUTEUR,

RUE NEUVE ST.-EUSTACHE, 9.

ET CHEZ FORTIN, MASSON ET CIE,

SUCCESSEURS DE CROCHARD ET COMPAGNIE,

PLACE DE L'ÉCOLE-DE-MÉDECINE, 1.

1841

OBSERVATIONS
ET RECHERCHES EXPÉRIMENTALES

SUR

LE PLATINE,

CONSIDÉRÉ COMME AGENT

PHYSIOLOGIQUE ET THÉRAPEUTIQUE,

OU DE

L'EFFICACITÉ DES PRÉPARATIONS DE PLATINE
DANS LE TRAITEMENT DES MALADIES SYPHILITIQUES,
DARTREUSES ET RHUMATISMALES,

PAR FERD. HOEFER,

Docteur en médecine de la faculté de Paris, membre de la Société géologique de France, de la Société asiatique et de plusieurs sociétés médicales françaises et étrangères.

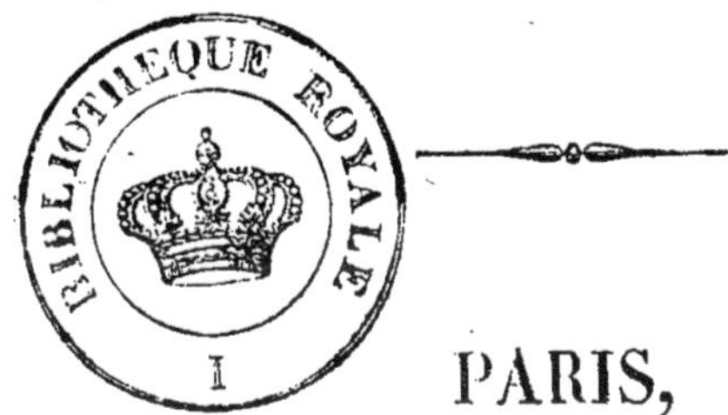

PARIS,

CHEZ L'AUTEUR,

RUE NEUVE ST.-EUSTACHE, 9.

ET CHEZ FORTIN, MASSON ET Cie,

SUCCESSEURS DE CROCHARD ET COMPAGNIE,

PLACE DE L'ÉCOLE-DE-MÉDECINE, 1.

1841

Imprimerie de Moquet et comp., rue de la Harpe, 90.

AVANT-PROPOS.

Le leucochryse (1), *méthode iatraleptique, remède nouveau pour guérir promptement et radicalement les maladies secrètes, les dartres, les rhumatismes,* etc., : voilà les titres sonores que la nouveauté et le succès de mes investigations auraient pu, en quelque sorte, m'autoriser à inscrire au frontispice de cet opuscule, si je ne regardais pas de pareils moyens de publicité comme indignes de la science et de celui qui s'en occupe sérieusement.

(1) Du grec λευκός *blanc*, et χρυσός, *or* ; car on appelait autrefois le platine, *or blanc, oro bianco* (ital.), *weisses Gold* (allem.)

Je ne suis point de l'avis de ceux qui pensent qu'il faut réveiller le public endormi, qu'il faut le frapper par le bruit des annonces et des titres pompeux. J'ai préféré, dès la première page, livrer *mon secret* à la connaissance du public et le soumettre à l'examen des praticiens.

Je recevrai avec reconnaissance toutes les observations portant le cachet de l'impartialité et de la modération. Quant aux diatribes qui pourraient venir de la part de quelques partisans d'une doctrine exclusive, je répondrai par ces paroles d'Hippocrate :

Λόγων οὐ καλῶν τέχνῃ τὰ τοῖς ἄλλοῖς εὑρημένα αἰσχύνειν προθυμέεσθαι, οὐκέτι δοκέει ξυνέσιος ἐπιθύμημά τε καὶ ἔργον εἶναι, ἀλλὰ καταγγελίη μᾶλλον φύσιος, ἢ ἀτεχνίη.

D[r]. HOEFER.

Paris, le 5 novembre 1840.

OBSERVATIONS

ET RECHERCHES EXPÉRIMENTALES

SUR

LE PLATINE,

CONSIDÉRÉ COMME

AGENT PHYSIOLOGIQUE ET THÉRAPEUTIQUE.

S'il ne s'agissait que d'enrichir la science d'un nouvel agent thérapeutique, aussi inefficace que tant d'autres remèdes qu'étale avec luxe la matière médicale, je serais le premier à déposer la plume et à me renfermer dans un silence absolu. Mais, c'est dans l'intérêt de la science comme dans celui de l'humanité, que je dois m'empresser de faire connaître le résultat de mes observations sur un métal inconnu aux anciens, métal qui mérite aujourd'hui, à plus d'un titre, le surnom de *merveilleux*, que lui avaient donné quelques savants du siècle passé.

Je n'ai point l'intention de faire un gros volume :

in rebus vera non verba. Je me borne à un simple résumé de mes observations; et je serai bref, comme on l'est toujours quand on n'a que des expériences à constater, que des faits à préciser.

Comme le platine n'est pas connu de tout le monde, parce que son usage a été jusqu'ici fort restreint, il sera convenable d'indiquer d'abord sommairement quelques-unes des propriétés physiques et chimiques les plus remarquables de ce métal. Je ferai ensuite connaître quelques composés de platine, dont la connaissance n'est pas encore généralement répandue en France.

I.

Du platine en général (1).

Le platine a la couleur et l'éclat de l'argent ; il a seulement une teinte un peu plus grisâtre. Il est extrêmement ductile et un peu moins malléable que l'or. D'après Wollaston, la ténacité du platine

(1) Le nom de *platine* vient de l'espagnol *plata*, argent, dim. *platiña*, demi-argent. Le platine, d'abord connu sous le nom *d'or blanc*, fut découvert en Amérique par les Espagnols qui le considéraient comme une espèce particulière d'argent. Ce métal n'a été introduit en Europe qu'en 1740. On le connaissait depuis longtems en Amérique, mais on n'en faisait aucun usage. Les employés du gouvernement espagnol avaient même ordre de jeter le minerai de platine dans la mer, afin qu'on ne l'employât pas frauduleusement pour l'allier avec l'or. Ce n'est point Scheffer, comme l'indiquent à tort les traités de chimie, mais l'anglais Watson qui décrivit le premier, en 1749, le platine comme un métal particulier. Le mémoire de Watson se trouve inséré dans les *Philosophical Transactions of*

est à celle du fer, comme 59 : 60. Le platine parfaitement pur est plus mou que l'argent ; la présence d'une quantité minime d'un métal étranger le durcit beaucoup. C'est pourquoi le platine du commerce,

London, Vol. XLVI (déc. 1750) pag. 584-596. « Ce demi-métal, dit l'auteur, me fut présenté pour la première fois, il y a neuf ans (en 1740) par Charles Wood, qui le trouva à la Jamaïque, d'où il avait été porté de Carthagène ; » (*this semi-metal was first presented to me about nine years ago, etc.*). Le mémoire de Watson fut peu de temps après suivi d'un travail de *W. Lewis*, sous le titre de : « Expériences sur une substance blanche qu'on dit avoir été trouvée dans les mines d'or des Indes occidentales» etc. (*Experimental examination of a white metallic substance said to have been found in the gold mines of the West-Indies*; *Philosoph. Trans. of Lond.* vol. XLVIII pag. 638—689). Ce fut deux ans plus tard (en 1752), que *Scheffer* publia, dans les *Actes de l'Académie des sciences de Suède* (année 1752), une notice sur le platine sous le titre de : *Das weisse Gold oder siebente Metall, in Spanien kleines Silber von Pinto genannt* (de l'or blanc, ou du septième métal appelé en Espagne petit argent de Pinto). L'auteur se résume de la manière suivante : 1° ce corps est un métal ; 2° c'est un *métal noble*, parce qu'il résiste au feu comme l'or et l'argent ; 3° ce n'est point un des six métaux des anciens ; ce n'est ni l'or ni l'argent ; c'est donc un métal nouveau. — *Marcgraf* (Essais concernant une nouvelle espèce de corps minéral etc. *Mém. de l'Acad. de Berlin* de l'année 1757 ; pag. 31-61), confirma, en 1756, par de nouvelles recherches, les données de Scheffer. — Un auteur italien, *Cortinovis* (*Opuscoli scelti sulle scienze* etc. *Milano*, 1790, in-4°) chercha à prouver, dans une savante dissertation, que le platine était connu des anciens, sous d'autres noms (*la platina è stata conosciuta antica-*

qui contient ordinairement 1/2 pour 100 d'iridium ou de palladium, est très dur. Le platine peut être considéré comme le plus pesant de tous les corps; son poids spécifique est 21,80(1). Il est infusible au feu de nos fourneaux; il ne fond qu'à la flamme d'un mélange explosif d'oxygène et d'hydrogène, ou par l'action d'une puissante pile de Volta. A une température blanche très forte, le platine se ramollit de

mente sotto altri nomi). Il cite entre autres, à l'appui de son opinion, le passage suivant de Servius, ancien commentateur de Virgile : *Sunt tria electri genera, unum ex arboribus, quod succinum dicitur, aliud quod naturaliter invenitur, tertium quod fit de tribus partibus auri et una argenti.* Aux auteurs que je viens de citer, il faudra ajouter : *Anon, Macquer, Krünitz, Wollerius, Buffon, Bergmann, Tillet, Sickinger, Crell, Willis, Puschkin, B. Guyton*, etc. Voy. *Catalogus, Biblioth. historico-naturalis Josephi Banks, auct. J. Dryander.* t. IV. *Lond.* 1799. 8. — Quelques-uns des chimistes du siècle dernier croyaient avoir trouvé, dans *le précipité pesant jaune d'or*, que produit la dissolution du platine dans l'eau régale avec un sel de potasse ou d'ammoniaque, le secret de la transmutation des métaux, c'est-à-dire la pierre philosophale. Car les alchimistes avaient posé en principe, que l'or ne différait des autres métaux que par son poids, et que, si l'on pouvait obtenir un corps du même poids, il serait facile de lui donner toutes les autres propriétés de l'or.

(1) Le poids spécifique de l'*iridium* paraît être un peu supérieur à celui du platine; cependant, comme l'iridium ne s'obtient jamais à l'état de pureté, il est bien difficile d'en déterminer exactement la densité.

manière à pouvoir être forgé et soudé sur lui-même, comme le fer.

Le platine est, comme l'or, inaltérable à l'air et inoxydable, soit à froid soit à chaud. Comme l'or, il a pour dissolvant l'eau régale. Les eaux régales de fluor et de brôme le dissolvent également. L'acide azotique n'attaque le platine que lorsque celui-ci se trouve allié avec une certaine quantité d'argent.

Il serait trop long d'énumérer toutes les réactions que le platine peut subir au contact des corps minéralisables et minéralisateurs. Je me contenterai de citer les principaux composés de platine, dont l'usage pourra peut-être un jour devenir beaucoup plus général qu'il n'est aujourd'hui.

1° Le *perchlorure de platine*, qu'on obtient en dissolvant le métal dans l'eau régale, est de tous les composés platiniques le plus répandu. C'est aussi avec celui-là que j'ai entrepris le plus grand nombre d'expériences. Ce composé est, à l'état solide ou en dissolution concentrée, de couleur rouge brique, incristallisable. Il attire l'humidité de l'air, au moins aussi fortement que le chlorure de calcium, et ne tarde pas à couler, ou, comme on dit en style scolastique, à *tomber en deliquium* (1). Il est très

(1) On devrait bannir de la science tous les termes d'une latinité ou d'une grécité barbare, reliques du moyen âge. Cela est d'autant plus facile, que beaucoup de ces termes mal son-

soluble dans l'eau et dans l'alcool. Sa dissolution alcoolique laisse, sous l'influence de la chaleur, déposer du platine métallique. C'est par ce moyen qu'on peut recouvrir le verre, la porcelaine, etc., de minces couches de platine. Le perchlorure de platine est un véritable acide, qu'il convient d'appeler acide *chloroplatinique*; car il se combine avec un certain nombre de chlorures, et particulièrement avec les *chlorures alcalins*, pour former des *chloroplatinates* (chlorures doubles, de l'ancienne nomenclature) bien cristallisables. Sous ce rapport, l'analogie du perchlorure de platine avec le perchlorure de mercure (sublimé corrosif) et le perchlorure d'or (sel d'or) est complète. Nous verrons tout-à-l'heure que cette analogie ne se borne pas seulement aux propriétés chimiques, mais qu'elle s'étend beaucoup plus loin.

2° *Chloroplatinate de potassium* (chlorure double de platine et de potassium). Il est, à l'état de précipité récent, d'un beau jaune orangé, assez peu soluble dans l'eau ; il faut 144 p. d'eau à 10° pour le dissoudre. Il est un peu plus soluble à chaud et dans l'eau aiguisée d'acide chlorhydrique. On l'obtient en traitant la potasse ou un sel de potasse par l'acide chloroplatinique.

nants peuvent être très convenablement remplacés par des mots équivalents de la langue qu'on parle. *Odi profanum vulgus et arceo.* Voilà la devise du langage scientifique.

Le *chloroplatinate d'ammonium* (chlorure double de platine et d'ammoniaque) est analogue au composé précédent.

3° *Chloroplatinate de sodium.* Il est très soluble dans l'eau, et donne, par évaporation, de beaux cristaux prismatiques couleur rouge de sang.

La chaux, la strontiane, la baryte, la magnésie, le manganèse, le fer, le cobalt, le nickel, le cuivre, le zinc et le cadmium donnent tous des chloroplatinates analogues, dans lesquels 2 équivalents de chloracide se trouvent combinés avec 1 équivalent de chlorobase. Les bromures, les iodures et les fluorures de platine sont analogues aux chlorures.

Le *cyanure de platine*, qui a de l'analogie avec le chlorure, donne naissance à plusieurs composés doubles assez intéressants.

4° *Cyanoplatinate de potassium* (cyanure double de platine et de potassium). On le prépare en chauffant au rouge parties égales d'éponge de platine et de cyanoferrure de potassium sec. On lessive avec de l'eau la masse calcinée, et on l'évapore; l'excès de cyanoferrure cristallise le premier; le cyanoplatinate de potassium cristallise le dernier, sous forme de prismes minces, allongés, jaunes par transmission et bleus par réflexion. (*L. Gmelin.*)

5° *Cyanoplatinate de mercure.* La dissolution du cyanoplatinate de potassium donne, étant traitée par l'azotate de protoxyde de mercure, un précipité bleu de cobalt. Lorsqu'on chauffe ce précipité dans l'eau, on obtient de l'azotate de mercure, qui reste en dissolution, et un résidu blanc, qui est du cyanoplatinate de mercure pur. (*Dœbereiner.*)

6° *Cyanhydrate de cyanure de platine*. Ce composé cristallise en masse confuse; il se liquéfie rapidement à l'air humide. On le prépare en faisant arriver du gaz acide sulfhydrique dans de l'eau tenant en suspension du cyanoplatinate de mercure.

Les *oxydes de platine* ne s'obtiennent que par des moyens indirects; ils sont peu stables et assez mal connus.

Le *platine métallique* dans un état de division extrême (*noir de platine*), et le platine, dans un état particulier d'aggrégation moléculaire (*éponge de platine*), présentent au contact de certains gaz ou de certaines substances organiques, les phénomènes les plus singuliers dont les fastes de la science fassent mention.

a. Noir de platine. C'est une poudre d'un noir de suie et très lourde. Elle transforme, au contact de l'air, l'esprit de vin en vinaigre, le gaz sulfureux en huile de vitriol, l'hydrogène en eau; bref, elle jouit de la propriété remarquable d'amener la combinaison de l'hydrogène, non-seulement avec l'oxygène, mais avec tous les métalloïdes gazeux ou vaporisables; il n'en faut pas excepter le cyanogène lui-même. Tous les composés d'azote (matières animales) sont changés en ammoniaque, par un excès d'hydrogène, et en acide nitrique (eau forte), par un excès d'oxygène. Toutes ces combinaisons s'opèrent sous l'influence du platine divisé (noir de platine), sans que celui-ci perde rien de sa nature. M. Kuhlmann pense qu'on pourra appliquer cette propriété du platine divisé, à la fabrication en grand de l'ammoniaque, de l'eau forte et du bleu de Prusse (1). Le noir de platine avait été autrefois considéré à tort comme un *sous-oxyde*.

b. Eponge de platine (platine en éponge). C'est du platine qui se trouve, par suite de la calcination du chloroplatinate d'ammonium, dans un état de porosité remarquable. L'éponge de platine peut condenser dans ses pores jusqu'à 745 fois son volume d'hydrogène, lequel se combine avec l'oxygène de l'air, pour donner naissance à de l'eau. Cette action est accompagnée d'une température si élevée, que le platine devient incandescent. Le platine en éponge possède à peu près les mêmes propriétés, seulement à un degré moins élevé que le noir de platine.

Enfin, quand on se rappelle que le platine a une très grande affinité pour le chlore, le brôme, l'iode, le cyanogène; que le perchlorure de platine se combine avec d'autres chlorures pour donner lieu à des

(1) *Comptes-rendus des séances de l'Acad.* 1839, pag. 496.

composés cristallisables bien caractérisés, que les oxydes de platine sont très peu stables, qu'ils se réduisent facilement, souvent avec détonation (*produits fulminants*); quand on se rappelle son énorme poids spécifique, il est impossible de ne pas trouver dans le platine beaucoup d'analogie avec l'or, le mercure et l'argent.

II.

Action physiologique du platine.

Les composés de platine ayant servi à mes expériences, sont :

1° Le *perchlorure,* ou acide *chloroplatinique* ($PtCl^2$)

2° Le *chloroplatinate de sodium,* ou *chlorure double de platine et de sodium* ($2PtCl^2, NaCl$).

3° Le *chloroplatinate de potassium,* ou *chlorure double de platine et de potassium* ($2PtCl^2, KCl$).

4° Le *chloroplatinate d'ammonium,* ou *chlorure double de platine et d'ammoniaque* ($2PtCl^2, NH^3Cl$)

Le champ de mes recherches était entièrement nouveau ; car, dans aucun ouvrage de médecine, publié soit en France soit à l'étranger, il n'est, que je sache, question des préparations de platine considérées tout à la fois comme agents physiologiques et thérapeutiques. Je n'avais donc point d'anciennes observations à contrôler ; j'avais à faire des expériences toutes nouvelles.

Les composés de platine sont-ils vénéneux ?

Et à quelle dose le sont-ils ?

Voilà les premières questions que j'avais à poser et à résoudre.

Comme presque toutes les préparations métalliques solubles sont vénéneuses à dose plus ou moins élevée, je devais, en quelque sorte, par analogie, juger que les préparations platiniques sont également vénéneuses et qu'elles ne font point exception à la règle.

Ce jugement fut pleinement confirmé par les expériences dont je donne ici le résumé :

A. EXPÉRIENCES FAITES SUR DES ANIMAUX (lapins et chiens).

Perchlorure de platine. Un lapin de taille ordinaire, auquel j'avais fait prendre (1) 5 décigrammes de perchlorure de platine dissous dans de l'eau distillée, continua de vivre, sans présenter extérieurement aucun phénomène remarquable.

Quatre jours après, je fis prendre au même lapin le double de cette dose ou 1 gramme de la même substance, et l'animal ne cessa pas de vivre.

Le lendemain, je répétai la même expérience sur un autre lapin, avec 1 gramme 0,5 de perchlorure de platine. Une demi-heure 12 minutes après, l'animal périt au milieu de convulsions très violentes. A l'ouverture, je trouvai la portion cardiaque et la petite courbure de l'estomac fortement colorées en jaune. La membrane interne de cet organe, de même que la muqueuse de l'œsophage, étaient très ramollies, en partie détruites, et s'enlevaient avec une grande facilité. Le sang contenu dans les ventricules du cœur était non caillé et diffluent. Le foie, les reins,

(1) MM. Belmin et Vedel, étudiants en médecine, m'ont aidé dans ces expériences, avec zèle et intelligence.

les poumons et le cerveau ne présentaient rien d'extraordinaire.

Même expérience sur un chien de taille ordinaire. Mort au bout de 45 minutes. Même coloration jaune de l'estomac et du duodénum.

Chloro-platinate de sodium (chlorure double de platine et de sodium). J'avais d'abord pensé *à priori*, que le chlorure double de platine et de sodium serait beaucoup moins toxique que le perchlorure simple, et probablement analogue aux autres sels de soude, dans lesquels les propriétés de l'acide et celles de la base se trouvent neutralisées réciproquement. En conséquence, je fis prendre à un gros lapin, tout d'abord 2 grammes de chloro-platinate de sodium ; mais l'animal périt, au bout de deux heures, 50 minutes, après avoir rendu (par l'anus) beaucoup de matière fécale demi-liquide, comme s'il avait subi l'effet d'une superpurgation. — Je trouvai l'estomac très peu coloré en jaune, ramolli et percé à la partie inférieure de la grande courbure ; une partie des matières contenues dans l'estomac, s'échappaient par cette petite ouverture, pour tomber dans la cavité du péritoine. Le sang contenu dans le ventricule du cœur était caillé.

Même dose (2 grammes) sur un chien de petite taille. Mort au bout de deux heures. A l'ouverture, je n'ai point trouvé l'estomac percé, comme dans l'expérience précédente. —

Chloro-platinate d'ammonium (chlorure double

de platine et d'ammoniaque). Trois expériences successivement entreprises avec les doses de 2 gram., 3 gram. et de 4 gram. de chloro-platinate d'ammonium et une quatrième expérience avec 4 grammes de *chloro-platinate de potassium* (chlorure double de platine et de potassium), ont servi à prouver, que ces composés sont moins actifs que les précédents, et qu'ils ne tuent point les lapins et les chiens (de taille ordinaire), aux doses que je viens d'indiquer.

A. EXPÉRIENCES FAITES SUR L'HOMME A L'ÉTAT DE SANTÉ.

Perchlorure de platine pris extérieurement. Lorsqu'on frotte la peau du dos de la main ou de toute autre partie du corps, avec une dissolution concentrée (dissolution de $^5/_4$) de perchlorure de platine, on éprouve, au bout de deux à trois minutes, des démangeaisons semblables aux démangeaisons de la gale, dans l'endroit même qu'on a frotté avec la dissolution platinique. La peau, que le perchlorure de platine colore en jaune, ne tarde pas à se couvrir de très légers boutons rosés, qui disparaissent au bout de 3 à 4 minutes. La peau reste colorée en jaune, comme si elle avait subi l'action de l'acide nitrique (1). L'épiderme n'est pas détruit.

(1) Le fait que je signale est de quelque importance en médecine légale.

Si la tache jaune provient du perchlorure de platine, il sera facile de l'enlever par l'eau; tandis que la tache produite par l'acide nitrique ne s'enlève pas ainsi; la potasse caustique elle-même ne l'enlève qu'incomplètement.

Quand on lave le gland et le prépuce avec la dissolution de platine, on observe, au bout de quelque tems, les phénomènes suivants :

Démangeaisons très vives, qu'accompagne bientôt une sensation de chaleur et de picotements assez incommodes. Symptômes d'uréthrite aigue; douleur en urinant, disurie légère. Quelques heures après, il se manifeste, au pourtour du gland, des boutons d'une teinte un peu livide, légèrement saillants, de la grosseur d'une tête d'épingle. A un examen superficiel, on pourrait les prendre pour des ulcères syphilitiques commençants (chancres). Aprés un laps de tems de 8 à 12 heures, tout est revenu à l'état normal.

Perchlorure de platine pris intérieurement.

D'après ce que je venais d'observer, j'étais très curieux de savoir quelle action exercerait la dissolution de platine sur l'homme à l'état de santé, et jusqu'à quelle dose on pourrait en prendre impunément. Les expériences que j'avais faites sur les animaux m'avaient bien fait connaître la dose qui tue les chiens et les lapins ; mais je ne pense pas qu'on puisse tirer, de pareilles expériences, des conclusions exactement applicables à l'homme.

Ne voulant et ne devant point expérimenter sur mes semblables, j'établis sur moi-même les expériences physiologiques suivantes :

Cinq centigr. de perchlorure de platine pris dans un verre d'eau froide, ne produisaient aucun effet sensible. Les jours suivants j'élevai successivement la dose jusqu'à 2 décigrammes. A cette dose, j'éprouvais quelques aigreurs d'estomac, accompagnées d'un léger mal de tête. Le pouls était normal. Tous ces phénomènes avaient disparu dans un espace de temps de 25 à 30 minutes.

Le lendemain (12 octobre) à 3 heures du soir, je pris (en une seule fois) 3 décigrammes de perchlorure de platine, dans un verre d'eau. Un quart d'heure après, j'éprouvai les symptômes suivants :

Frisson léger, pouls accéléré (85 pulsations par minute); sensation de chaleur et de pesanteur à la région épigastrique; céphalalgie très vive, surtout vers la région occipitale; constriction de la gorge assez forte pour gêner sensiblement la voix et la déglutition. Nausées, envies de vomir. — Ces symptômes allaient en s'aggravant pendant 5 à 6 minutes; ce que j'attribue, non pas seulement à l'action du platine lui-même, mais surtout à l'influence morale; car j'avais la conviction d'être empoisonné. Cependant, ces symptômes disparaissaient rapidement, et, au bout d'une demi-heure, j'en étais quitte pour la peur; je sentais seulement dans la bouche une légère saveur métallique assez désagréable qui persista pendant quelques heures. — Cette expérience avait été faite dans un appartement où le thermomètre centig. marquait 16°,25, l'hygromètre de Saussure 75°(1), le baromètre, 0,76; la lumière était diffuse.

(1) L'hygromètre est un instrument très imparfait. D'ailleurs,

Le 14 oct. (deux jours après), je répétai la même expérience, à la même heure de la journée ; mais en *plein air*, (sur la butte de Montmartre); le temps était beau et serein ; le thermomètre centig. marquait 12° 30' ; le baromètre 0,7530. l'hygromètre de S. 78° ; les deux lamelles d'or de l'électroscope (de Saussure) élevé environ de 3 mètres au-dessus du sol, s'écartaient environ de 2 centim. l'une de l'autre (1).

Mêmes symptômes que dans l'expérience précédente, mais *à un degré beaucoup moins fort*. De plus, j'éprouvais, pendant plusieurs heures, *de petits mouvements fibrillaires brusques*, dans le muscle occipital, dans les muscles du dos et des extrémités.

Ainsi le même agent exerce une action différente dans des conditions physiques différentes de l'atmosphère. Dans aucune de ces expériences il n'y a eu de vomissement.

Chloroplatinate de sodium (*chlorure double de platine et de sodium*). 1 Décig. de ce sel dans un verre pris en une seule fois.—Point d'effet sensible.

Le lendemain (10 h. du matin), je pris 2 décigram. de ce même sel dans un verre d'eau, en une seule fois. Un quart d'heure ou vingt minutes après ; chaleur et sentiment de pesanteur à la région de

il n'indique jamais l'humidité latente, conséquemment l'humidité absolue de l'air.

(1) Cet instrument, comme du reste tous les instruments du même genre, ne marque que des différences, et d'ailleurs, il n'est point exactement *mesureur*.

l'estomac, borborygmes, coliques passagères; gaz s'échappant par la bouche et l'ouverture anale; céphalalgie à peine sensible.

Le même jour (3 h. du soir), je pris 4 décigr. de ce sel, en deux fois, à deux heures d'intervalles. Aux symptômes précédents se joignaient de nausées, des envies de vomir. Point de vomissement. Augmentation considérable des urines et de la salive. Cette augmentation était surtout sensible le lendemain matin (1).

(1) M. Vedel, étudiant en médecine, a bien voulu répéter sur lui-même la plupart de ces expériences, qu'il a trouvées en tout point conformes aux miennes.

III.

Action thérapeutique du platine.

Quels sont les remèdes réputés généralement les plus efficaces dans le traitement des maladies syphilitiques ? Ce sont les métaux dont le poids spécifique est très grand ; non pas les métaux purs, mais les métaux combinés particulièrement avec le chlore, l'iode, l'acide nitrique, etc.

Et quels sont les métaux dont on a fait jusqu'ici usage ? le mercure, l'or, l'argent et le plomb.

Il manquait à cette liste le plus pesant de tous les métaux, *le platine*. Loin de moi l'idée de chercher quelque rapprochement entre la syphilis et la densité des métaux employés pour la guérir, bien que cette coïncidence soit réelle (1). Je ferai seulement observer en passant, que les médicaments dits altérants, parmi lesquels je range le platine (Voy. pag. 31) sont en même tems les corps les plus lourds, les plus denses de la nature. Les médecins de l'École d'Alexandrie et du moyen-âge n'auraient pas été embarrassés pour en trouver une explication de leur façon.

Ces réflexions jointes aux expériences que j'avais

(1) Il est à remarquer que le corps le plus pesant est en même temps celui qui a la plus grande capacité pour l'électricité négative (*M. Peltier*).

faites antérieurement, devaient me conduire peu à peu à employer le platine comme agent thérapeutique.

Voici, à cet égard, les résultats que j'ai obtenus :

Pierre V....., âgé de 31 ans, de constitution robuste, était affecté, depuis environ 10 ans, d'une blennorrhée chronique. Le mercure et le copahu avaient été inutilement administrés à différentes époques, et dans des localités différentes. Je soumis le malade, qui vint me consulter, au traitement platinique (0,025 de perchlorure de platine dans une potion de 180 gram.; bain local composé de Pt, C^2, 4 grammes; eau distillée 60 gr. Le lendemain de ce traitement, le malade éprouva tous les symptômes d'une uréthrite aiguë; en même tems, il s'était manifesté quelques boutons au pourtour de la couronne du gland. Le lendemain, tous ces symptômes avaient disparu, et, le huitième jour, la guérison était complète.

Adèle M......, âgée de 22 ans, d'un tempérament sanguin, était atteinte, depuis 3 mois, d'une vaginite chronique et de végétations cellulo-vasculaires (choux-fleurs, fraises, framboises) siégeant aux parties génitales externes qui étaient douloureuses et d'un rouge violet. Il y avait, en même temps, une adénite sous-maxillaire du côté droit. Les traitements antiphlogistique et mercuriel avaient échoué. La malade vint me consulter le 10 août (1840); je lui prescrivis une potion de 3 décigrammes de perchlorure de platine, de 5 décigrammes de sel marin purifié (1) dans une potion de 200 gr., prise par cuillerées dans la journée. Les jours suivants, j'augmentai la dose jusqu'à 3 décigr.; je fis ajouter à cela un traitement externe (liniment platinique, composé de 2 grammes de perchlorure de Pt, et de 60 grammes d'huile d'olives). Trois jours après, les douleurs avaient fait place à des démangeaisons. Guérison complète le dixième jour.

Même succès dans onze cas de maladies semblables. La guérison était complète le huitième jour du traitement, dans quatre cas; le douzième jour, dans cinq cas; et le treizième jour dans deux cas.

M....., âgé dé 35 ans, affecté de blennorrhagie récente, écoulement blanc, contenant des stries de sang ; émission de l'urine très-douloureuse; pénis chaud, tendu et recourbé (chaude-pisse cordée). Injection faite avec 2 gram. de chlorure double de platine et de sodium, et de 250 grammes de décoction de têtes de pavots ; régime d'une sobriété raisonnable. Guérison le cinquième jour de ce traitement.

G.... , âgé de 25 ans, de constitution lymphatique, était affecté d'ulcères syphilitiques (chancres), à la face interne du prépuce et au pourtour de la

(1) Le sel marin du commerce n'est presque jamais pur ; indépendamment d'une certaine quantité d'iodure de sodium, il contient presque toujours du nitrate de potasse et du chlorure de potassium. Or, le perchlorure de platine précipite (en jaune orangé) les sels de potasse, et se neutralise en proportion du précipité qu'il produit.

couronne du gland, et d'une adénite inguinale (bubon) du côté droit. Potion de chloro-platinate de sodium, prise par cuillerées dans la journée; friction avec une pommade composée de 30 grammes d'axonge et de 2 grammes de platine très-divisé. Guérison au bout de sept jours.

Mêmes succès obtenus dans trois cas à peu près semblables.

F. R......, âgé de 46 ans, avait été, à différentes époques, traité par le mercure et les sudorifiques, pour des maladies syphilitiques : ces moyens avaient procuré une guérison apparente. Récidive depuis trois mois; symptômes : douleur dans l'arrière-bouche, augmentant pendant la déglutition, voix nasillarde, ulcères syphilitiques au voile du palais, à la luette, aux amygdales et probablement aussi à l'ouverture postérieure des fosses nasales. Potion de perchlorure de platine continuée pendant environ trois semaines. Amélioration sensible le douzième jour de ce traitement. Guérison complète au bout de vingt-trois jours.

L...., âgé de 27 ans, de constitution robuste, avait contracté, à différentes époques, des maladies syphilitiques (ulcères) dont il avait été, *en apparence*, guéri par le traitement mercuriel. Depuis environ deux mois, L..... éprouvait les symptômes suivants : maux de tête fréquents, sensation de fourmillement dans les cuisses, douleurs ostéocopes avec exacerbation pendant la nuit; éruption dartreuse de l'étendue d'une pièce de cinq fr., à la partie supérieure de la face interne de la cuisse droite. Les pilules de Dupuytren et les bains de Barèges avaient été employés sans succès. Je fis prendre à M. L.... les pilules suivantes :

Perchlorure de platine — 5 décigr.
Extrait de gaïac — 4 gram.
Poudre de réglisse — q. s.
Pour — 20 pilules.

Même mode d'administration que pour les pilules de Dupuytren.

Amélioration sensible le 8me jour ; guérison complète le 16me jour.

J....., âgé de 30 ans, de constitution nerveuse, avait la face, les membres et la poitrine couverts de dartres, amoncelées sur les lèvres et au menton. Les bains sulfureux, le mercure, l'iode, les antiphlogistiques, tous ces moyens avaient échoué. Traitement platinique : Potion avec 25 centigr. de perchlorure ; lotion avec 8 grammes de perchlorure de platine dans 200 gram. d'eau distillée. Guérison le 15me jour du traitement indiqué.

B...., affecté depuis plus de dix ans de rhumatismes vagues qui occasionnaient tantôt des coliques, tantôt des maux de tête, tantôt de fausses douleurs de pleurésie, au grand désespoir du malade.

Les diurétiques avaient été employés sans succès notable.

Je prescrivis une potion de chlorure double de platine et de sodium, dont j'augmentai graduellement la dose. Ce traitement fut continué pendant vingt jours (du 3 au 23 juin). Il y a aujourd'hui (25 oct.), plus de quatre mois que le malade n'a senti aucun des accès qui faisaient le tourment de sa vie. J'ai obtenu un égal succès dans presque toutes les affections rhumatismales traitées par ce remède. —

Chez quelques-uns des malades soumis au traitement platinique, il y avait une augmentation considérable de l'excrétion urinaire, et quelquefois une légère salivation nullement douloureuse et sans gonflement des gencives et de la langue. Ces phénomènes n'ont du reste point incommodé les malades. Du côté de la digestion, je crois avoir remarqué plus souvent de la constipation que du relâchement.

Pendant le traitement platinique, il est inutile que les malades s'astreignent à un régime sévère et fatigant. Il faudra cependant (dans les symptômes primitifs et inflammatoires) éviter une nourriture trop substantielle et des boissons trop excitantes.

Je n'ai observé, à la suite du traitement par le platine, aucun des accidents qu'on reproche au mercure.

Tout le monde sait combien les malades éprouvent de répugnance pour l'emploi du mercure. L'idée seule du traitement mercuriel produit sur eux une impression profonde de terreur. Et aujourd'hui les médecins sont obligés, pour ménager la susceptibilité de leurs malades, de prescrire ce métal sous les noms de *hydrargyre, de vif argent, d'argentum vivum* etc.

Je laisse parler un grand praticien, non suspect de partialité, des suites funestes du traitement mercuriel :

« Cacochymie, ulcération de la bouche, de la langue, du pharynx, nécrose des os maxillaires, diarrhée, tremblement, délire, manie, affections aiguës de la peau, tels sont les accidents que l'on peut reprocher au mercure. » (*Trousseau, Traité de thérapeutique et de matière médicale.*)

L'école physiologique a depuis longtemps frappé d'anathème l'emploi du mercure. S'il y avait seulement le tiers de vrai dans tout ce qu'en disent les partisans de cette école, il y en aurait assez pour proscrire à jamais ce métal de toute matière médicale.

Le platine, je le répète, n'a offert à mon observation aucun des accidents qu'on reproche au mercure.

RÉSUMÉ.

1° Les préparations de platine (chlorures) sont toxiques : le perchlorure l'est à la dose de 1gram. 05 ; le chlorure double de platine et de sodium, à la dose de 2 grammes.

2° Les chlorures de platine (perchlorure et chlorure double de platine et de sodium) sont moins vénéneux que le sel d'cr et le sublimé corrosif.

3° Le perchlorure de platine, en dissolution concentrée, produit de vives démangeaisons sur la peau, suivies d'une légère éruption cutanée dans l'endroit où la dissolution a été appliquée. Pris intérieurement, il irrite d'abord la muqueuse de l'estomac, occasionne de la céphalalgie, réagit sur le centre nerveux, et exerce, par cet intermédiaire, une action particulière, *altérante*, sur les liquides de l'économie.

4° Le chlorure double de platine et de sodium ne produit point d'irritation locale sur la peau. Pris intérieurement, il ne réagit pas sur le centre nerveux d'une manière aussi sensible que le perchlorure simple. Il augmente plus particulièrement la sécrétion urinaire.

5° Le perchlorure de platine est un remède très efficace dans le traitement des maladies syphilitiques et particulièrement de celles qui sont anciennes, invétérées (*constitutionnelles*).

6° Le chlorure double de platine et de sodium est plus convenable dans le traitement des maladies syphilitiques récentes (*primitives*). Il est également très efficace dans le traitement des affections rhumatismales.

7° Le platine doit être rangé dans la classe des médicaments dits *altérants*, à côté de l'or, de l'iode et de l'arsenic. Il diffère du mercure en ce qu'il agit après une excitation préalable, et en ce que son administration n'entraîne aucun des accidents qu'on reproche au mercure. Les sels d'or, qui paraissent être vénéneux à des doses beaucoup moins élevées que les sels de platine, ne sont, suivant les auteurs, efficaces que dans certains cas de syphilis constitutionnelle.

8° Le platine est préférable, comme médicament altérant, au mercure et à l'or.

J'ai touché, en passant (Pag. 22), à une question

capitale, sur laquelle je promets de revenir un jour ; je veux parler de la différence d'action des médicaments ou des agents thérapeutiques pris dans des conditions physiques différentes. La chaleur, la pression atmosphérique, l'humidité, l'électricité, la lumière, enfin l'action permanente des agents dont la cessation entraînerait la destruction immédiate de tout ce qui est, n'a point été l'objet d'une étude assez approfondie de la part des hommes qui se vouent à l'art de guérir.

La médecine ne sera que de l'empirisme, tant qu'elle ne sera pas basée sur des données rigoureuses, constantes, scientifiques. « Lorsque les médecins, disait naguère un des plus grands physiciens de notre époque (Dulong), se seront un peu plus familiarisés avec les phénomènes physiques, beaucoup de points vagues disparaîtront de la médecine. »

Déjà les beaux travaux de M. le docteur Guérin ont démontré combien est puissante l'influence qu'exerce sur nos organes, sur la production des maladies et leur guérison, l'action permanente des conditions physiques. A dater de ces travaux, une nouvelle ère commencera pour la médecine et la chirurgie. La routine de la vieille école tombera, à mesure que la vraie science gagnera du terrain.

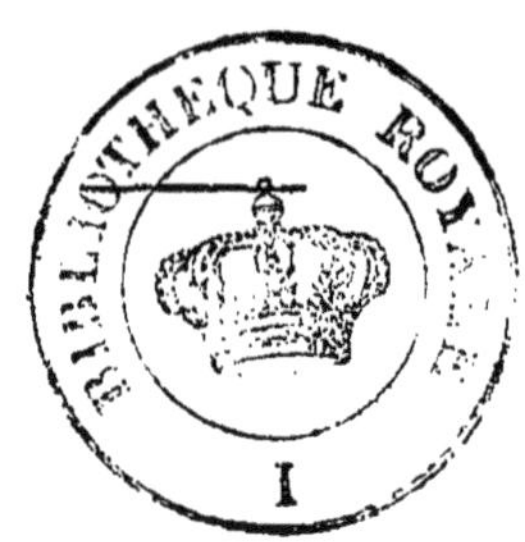

Ouvrage du même auteur :

Sous presse :

Éléments de chimie minérale, suivant une classification des corps par familles naturelles. Un vol. in-8. (Dézobry Madeleine et comp., rue de Sorbonne, 1.)

www.ingramcontent.com/pod-product-compliance
Ingram Content Group UK Ltd.
Pitfield, Milton Keynes, MK11 3LW, UK
UKHW020513230726
13925UKWH00005B/2154